Das Fitness-Kochbuch für Männer: Testosteron steigern

Für Männer optimierte Fitness-Rezepte zum Steigern des Testosteronspiegels

Mario Fried

Disclaimer

Dieses Werk ist urheberrechtlich geschützt. Die Übersetzung und Vervielfältigung dieses Werkes oder Teile des Werkes sind ohne die ausdrückliche Zustimmung des Autors untersagt. Alle Quellen und Studien, die zur Erstellung dieses Buches herangezogen wurden, wurden vorher ausgiebig überprüft und für qualitativ hochwertig befunden. Dennoch erfolgt die Umsetzung der darin vorgestellten Methoden auf eigenes Risiko. Der Verlag und der Autor können weder Haftung für Personen-, Sach- oder Vermögensschäden übernehmen, noch für die Richtigkeit und Aktualität der hier enthaltenen Informationen garantieren. Beachten Sie, dass der Inhalt dieses Werkes auf der persönlichen Meinung des Autors basiert, zum Unterhaltungszweck dient und nicht mit medizinischer Hilfe gleichgesetzt werden darf. Bitte befragen Sie Ihren Arzt zu den in diesem Buch vorgestellten Empfehlungen, bevor Sie diese befolgen. Eine Garantie für das Erreichen der Ziele wird weder vom Autor, noch vom Verlag übernommen. Beachten Sie für die nachfolgenden Kapitel eventuelle Vorerkrankungen, Allergien oder Unverträglichkeiten, die Ihnen bekannt sind und befragen Sie Ihren Arzt, bevor Sie mit der Umsetzung der Ihnen hier vorgestellten Empfehlungen beginnen. Dies gilt insbesondere vor einer Einnahme von Nahrungsergänzungsmitteln oder anderen Präparaten. Dosierungsangaben sind immer nur als Richtlinien anzusehen und müssen vorher mit einem Arzt besprochen werden. Des Weiteren enthält dieses Buch Links zu anderen Webseiten, auf deren Inhalt wir keinen Einfluss haben und damit keine Gewähr übernehmen können. Zum Zeitpunkt der Erstellung dieses Buches konnten keine Rechtsverstöße verlinkter Webseiten entdeckt werden.

Inhaltsverzeichnis

Testosteron und DHT

Testosteron ist das mit Abstand wichtigste Sexualhormon, dass Männer von Frauen unterscheidet. Bei Männern wird das Testosteron zu etwa 95% im Hoden und zu weiteren 5% in der Nebennierenrinde produziert. Auch Frauen produzieren Testosteron, jedoch zu einem wesentlich geringeren Anteil als Männer. Das Testosteron ist zum einen dafür zuständig, die männlichen Geschlechtsmerkmale zu bilden. Zum anderen sorgt das Testosteron für den männlichen Geschlechtstrieb und die Gewährleistung der Reproduktion. Bedingt durch den Testosteronanstieg entwickelt sich bei jungen Männern während der Pubertät eine tiefere „männliche" Stimmen. Die ersten Haare sprießen auf der Brust und im Gesichtsbereich, die Muskeln wachsen und der Kiefer formt sich markanter und breiter.

Doch auch nach der Pubertät spielt das Testosteron bei Männern eine immens wichtige Rolle:

Mit dem Testosteronspiegel steigt und fällt gleichzeitig auch das Selbstbewusstsein, das allgemeine Wohlbefinden, die Libido und die Risikobereitschaft. Darüber hinaus beschleunigt das Testosteron insbesondere den Muskelaufbau und die Fettverbrennung, weswegen seine künstlichen Derivate zu den Nummer-1-Dopingmitteln im Bodybuildingbereich zählen.

Ein weiteres Hormon, das eng in Verbindung mit dem Testosteron steht, ist außerdem das DHT. DHT steht für *Dihydrotestosteron* – Ein Androgen, das sich mit Hilfe des *5α-Reduktase*-Enzyms aus Testosteron metabolisiert, wobei hierbei noch erwähnt werden muss, dass das DHT zu einem sehr geringen Anteil auch direkt im Hoden eines Mannes produziert wird. Das Besondere dabei ist, dass das DHT biologisch betrachtet noch viel wirksamer und einflussreicher ist, als das ursprüngliche Testosteron. Grundsätzlich gilt hierbei: Je mehr Testosteron wir produzieren, desto mehr DHT kann unser Körper hieraus bereitstellen.

Die Wirkung von Testosteron auf den Muskelaufbau und die Fettverbrennung

Während der Testosteronspiegel etwa bis zum 25. Lebensjahr kontinuierlich bei Männern steigt, beginnt er ca. ab dem 30. Lebensjahr jährlich um 1-2% zu sinken. Neben den typischen psychischen und sexuellen Symptomen, die hierdurch zum Vorschein kommen, wird vor allem auch der Muskelaufbau erschwert und die Fettverbrennung zurückgefahren. Die Botschaft Ihres Körpers an Sie lautet: „Du brauchst nicht mehr dieselbe Muskelmasse und Energie wie wie früher– wir können die Fettverbrennungsmaschinerie allmählich zurückfahren!"

Problematisch wird dies vor allem dann, wenn sich vermehrt Fettgewebe bildet. Hierdurch produziert Ihr Körper mehr Aromatase, was dafür zuständig ist, dass Ihr Testosteron in das weibliche Sexualhormon „Östrogen" umgewandelt wird. Östrogene haben wiederum die Eigenschaft, die Fettgewebebildung zu fördern.

Ihr Testosteronspiegel sinkt, da ein großer Teil hiervon in Östrogene umgewandelt wird, was wiederum bewirkt, dass Sie mehr Fett ansetzen und dadurch noch mehr Aromatase produzieren, die diesen Teufelskreis immer weiter vorantreibt. Hierbei kommt es zu einer Abwärtsspirale, die Sie unbedingt vermeiden sollten. Eines der einfachsten Schritte hierfür ist, die Testosteronproduktion mittels optimierter Ernährung zu steigern.

Viszerales Bauchfett – Ursachen, Risiken und Maßnahmen

Bauchfett ist nicht nur ein ästhetisches Problem. Das subkutane Bauchfett ist das Fett, dass sich direkt unterhalb der Haut (über der Bauchmuskulatur) befindet und medizinisch betrachtet als eher unbedenklich zu betrachten ist. Wirklich problematisch ist hingegen das viszerale Bauchfett, dass sich unterhalb der Bauchmuskulatur befindet. Das viszerale („innere") Bauchfett ist verantwortlich für verschiedenste Krankheiten, die im schlimmsten Fall tödlich enden können – hier drunter: Diabetes-Typ-2 und verschiedene Arten von Krebserkrankungen.

Wenn der Testosteronspiegel langfristig sinkt, beginnt der Cortisolspiegel zu steigen. Beim Cortisol handelt es sich um ein Stresshormon, dass in geringerem Maße zwar lebensnotwendig ist, sich bei den meisten Erwachsenen jedoch auf einem viel zu hohen Niveau befindet. Cortisol hat die äußerst negative Eigenschaft, Fette aus anderen Stellen des Körpers zu lösen und diese in das viszerale Bauchfett einzuschleusen. Dieser Effekt ist optisch recht gut erkennbar: Während bei vielen Männern die Arme und Beine relativ schlank erscheinen, wird der Bauch von Jahr zu Jahr dicker. Da das Testosteron der unmittelbare Gegenspieler des

Cortisols ist, ist es gleichzeitig auch eines der effektivsten „Waffen" gegen das innere Bauchfett. Gelingt es Ihnen, Ihren Testosteronspiegel zu deutlich zu erhöhen, steigern Sie damit nicht nur Ihre allgemeine Fettverbrennungsrate (subkutanes Fett), sondern Sie attackieren auch *gezielt* das innere Bauchfett.

Die ideale Ernährungsweise für eine optimale Testosteronproduktion: Spezialfall „Muskelaufbau und viszerales Bauchfett"

Es gibt viele Faktoren, die den Testosteronspiegel beeinflussen. Der wichtigste unter diesen ist die Ernährung, da sie entscheidend dafür ist, wie viel Testosteron der Körper überhaupt erst produzieren kann.

Auf der Makroebene muss unser Körper mit Kohlenhydraten, Fetten und Proteinen versorgt werden. Zahlreiche Studien haben hierzu ergeben, dass die optimale Zusammensetzung unserer Ernährung (bezüglich der Testosteronproduktion) wie folgt aussieht:

<u>Kohlenhydrate (Carbs)</u>

Etwa 40 bis 60% unserer Kalorien sollten über (langkettige) Kohlenhydrate aufgenommen werden. Gerade die extremen Varianten von Low-Carb Diäten können den Testosteronspiegel von Männern drastisch senken.

Geeignete Quellen für langkettige Kohlenhydrate sind: Hafer, Kartoffeln, Reis - aber auch Vollkornnudeln und andere Vollkornprodukte.

Fettsäuren

Darüber hinaus sollte die Fettzufuhr mindestens 30% der gesamten Kalorienzufuhr betragen. Wichtig ist hierbei, dass die aufgenommene Menge an mehrfach ungesättigten Fettsäuren (welche zwar auch ihre Daseinsberechtigung haben) möglichst gering gehalten wird, da diese ab einem bestimmten Grad ebenfalls den Testosteronspiegel (deutlich!) senken. Idealerweise setzt sich Ihr Fettkonsum somit hauptsächlich aus gesättigten und einfach ungesättigten Fettsäuren zusammen. Gesättigte Fettsäuren finden sich hauptsächlich in Fleisch- und Milchprodukten. Einfach ungesättigte Fettsäuren erhalten Sie am einfachsten durch den Konsum von Olivenöl, Oliven und Avocados.

Proteine

Da sich dieses Kochbuch hauptsächlich an Kraftsportler richtet, muss auch eine ausreichende Proteinzufuhr einen Platz in Ihrer Ernährung finden. Unser Körper benötigt Proteine in ausreichender Menge, die er in dessen verschiedenen Aminosäuren aufspaltet, welche wiederum als Bausteine für die Proteinbiosynthese (und somit den Muskelaufbau) dienen.

Zusammenfassend ergibt sich in dem speziellen Fall eines Kraftsportlers, der Muskeln aufbauen und hierbei gleichzeitig seinen Testosteronspiegel erhöhen möchte, somit folgende Faustregel:

Optimale Gesamtkalorienzufuhr =
30 bis 35% Fett (gesättigte Fettsäuren und einfach
ungesättigte Fettsäuren)
+ 40 bis 45% Kohlenhydrate (möglichst langkettig)
+ 20 bis 25% Proteine

Für einen Mann der sich beispielsweise 3000 kcal am Tag zuführen möchte, bedeutet dies, dass er etwa 100-115 g Fett, 300-340 g Kohlenhydrate und 150 – 190 g Proteine pro Tag konsumieren würde (Kohlenhydrate und Proteine liefern jeweils etwa 4,1 kcal und Fette liefern etwa 9,3 kcal je Gramm).

Die wichtigsten Mikronährstoffe für die Testosteronproduktion

Neben den Makronährstoffen spielt auch die Mikronährstoffversorgung eine entscheidende Rolle in der Testosteronproduktion und kann diese einerseits erheblich steigern und andererseits äußerst ungünstig beeinflussen. Um es an dieser Stelle nicht zu kompliziert machen werden hier die wichtigsten drei Mikronährstoffe erläutert, die über die Nahrung aufgenommen werden können.

<u>Zink</u>

Zink ist ein essentielles Spurenelement, das unser Körper nicht eigenständig produzieren kann, weswegen es über die Nahrung aufgenommen werden muss.

1. Ist zu wenig Zink im Körper vorhanden, kommt es zu massiven Einbußen bei der körpereigenen Testosteronproduktion. Wenn jedoch kein Mangel an Zink besteht, erzielt das überschüssige Zink keinen weiteren Vorteil im Bezug auf den Testosteronspiegel.

2. Ein weiterer Effekt von Zink ist, dass es die SHBG-Konzentration in unserem Organismus verringern kann. Dies bewirkt einen Anstieg

des freien Testosterons - also den Anteil unseres Gesamt-Testosterons, der aktiv in unserem Körper wirken kann.

Als Kraftsportler sollte Ihre tägliche Zinkzufuhr etwa 20 mg betragen, um auf der sicheren Seite zu stehen. Natürliche Nahrungsmittel mit besonders hohem Zinkgehalt sind Kürbiskerne (ca. 7 mg/ 100 g), Haferflocken (ca. 4 mg/ 100 g), Fleischprodukte (ca.3-5 mg/ 100 g) und Käse (ca. 2 – 5 mg/ 100g – je nach Sorte).

Magnesium

Auch das Magnesium steht in direkter Verbindung mit unserer Testosteronproduktion und sollte für Männer etwa 400mg täglich betragen.

Geeignete Quellen mit hohem Magnesiumgehalt sind:

- Hafer (ca. 180 mg/ 100g)
- Vollkornprodukte (100-180 mg/ 100g)
- Bananen (ca. 90 mg / 100g)
- Naturreis (ca. 140 mg/ 100g)
- Sonnenblumenkerne (ca. 320 mg/ 100g)

Ähnlich wie das Zink besitzt auch das Magnesium die Eigenschaft, sowohl den Testosteronspiegel erheblich zu steigern, als auch den Anteil des freien Testosterons zu erhöhen, indem es den SHBG-Anteil in unserem Körper senkt Da Magnesium insbesondere in kohlenhydratreichen Produkten enthalten ist, kann sich auch hier eine Supplementierung anbieten, falls eine bestimmte Kaloriengrenze beispielsweise nicht überschritten werden soll.

Bor
<u>Bor</u>

Nach neuester Studienlage wissen wir, dass Bor einen extremen Einfluss auf die Testosteronproduktion hat. Auch das Bor senkt die SHBG-Werte und setzt somit an Globulin gebundenes Testosteron für die biologische Verfügbarkeit frei. Die empfohlene Tagesdosis bei Bor beträgt etwa 5-10 mg. Eine Pfirsich wiegt durchschnittlich etwa 100 g pro Stück und eignet sich somit optimal zur Abdeckung des täglichen Bor-Bedarfs.

Minimieren Sie den Konsum dieser Nahrungsmittel

Obwohl einige der folgenden Nahrungsmittel in vielerlei Hinsicht gesundheitsfördernd für den Menschen sein mögen, können diese den Testosteronspiegel gleichzeitig erheblich senken.

Minze:

Minze-Arten wie Pfefferminze und insbesondere die grüne Minze senken den Testosteronspiegel binnen weniger Tage um 20 - 50%, wie es in mehreren Studien belegt werden konnte. Warum das so ist, ist zum aktuellen Zeitpunkt leider nicht bekannt.

Leinsamen:

Leinsamen können den SHBG-Anteil im Körper stark erhöhen, wodurch weniger freies (biologisch verfügbares) Testosteron übrig bleibt. Des weiteren beinhalten Leinsamen in hoher Konzentration sogenannte Lignane, die den Östrogenen strukturell sehr ähnlich sind und wie Östrogene im Körper wirken.

Mandeln, Wal- und Erdnüsse:

Mandeln und Walnüsse sind vielen Kraftsportlern als gesunde Protein-, Kalorien- und Mikronährstoff-

Lieferanten bekannt. Dennoch gilt es heute als eindeutig bewiesen, dass diese den SHBG-Anteil um bis zu 20% erhöhen und somit das freie Testosteron im Blut senken.

Erdnüsse hingegen beeinflussen den SHBG-Anteil kaum, beinhalten jedoch Phytosterole, die dafür sorgen, dass Cholesterin abgebaut wird. Hierdurch kommt es zu einer Verknappung des Hauptbaustoffes für die Hormonproduktion, weswegen wesentlich weniger Testosteron produziert werden kann.

Nüsse die den Testosteronspiegel nicht negativ beeinflussen, sind vor allem die Macadamia- und die Paranüsse.

Natürliche Testosteron-Booster aus wissenschaftlicher Sicht

Um es an dieser Stelle kurz zu Fassen: Die meisten „natürlichen Testosteron-Booster", die innerhalb der vergangenen Jahre den Fitness-Markt überflutet haben, bewirken im Bezug auf die Testosteronproduktion beim Menschen rein gar nichts. Hierzu zählen insbesondere die Pflanzen „Tribulus" und „Maca" – wobei die Maca-Pflanze zumindest tatsächlich potenzsteigernd wirkt (was sich jedoch nicht auf eine Steigerung des Testosteronspiegels zurückführen lässt). Es gibt jedoch eine Ausnahme:

Ashwagandha

Eine Ausnahme stellt hierbei das Ashwagandha dar. Innerhalb der letzten paar Jahre konnte in mehreren qualitativ hochwertigen Studien (Studien an echten Menschen und unter Einsatz von Vergleichsgruppen die einen Placebo bekamen) nachgewiesen werden, dass Ashwagandha den Testosteronspiegel innerhalb weniger Wochen erhöht. Ebenso wurde festgestellt, dass Ashwagandha sowohl den Muskelaufbau, als auch die Kraftsteigerung sehr stark beschleunigt. Der Grund hierfür ist zum jetzigen Zeitpunkt unbekannt. Das wirklich Besondere an dieser Pflanze ist jedoch, dass es nicht nur die Testosteronproduktion bei Männern mit einem bereits niedrigen Testosteronspiegel steigert, sondern auch bei denjenigen, deren Testosteronspiegel sich bereits auf einem gesunden Niveau befindet. Wie groß <u>genau</u> diese Effekte <u>bei welcher Dosis</u> sind, ist zum jetzigen Zeitpunkt noch schwer zu beurteilen. Basierend auf den bisher existierenden Studien können wir davon ausgehen, dass die Supplementierung mit 5mg Ashwagandha-Pulver täglich, den Testosteronspiegel innerhalb von 8 Wochen um ca. 15-40% steigert. Die Kraftsteigerung während dieser Zeit ist etwa 50-60% größer, als die Kraftsteigerung bei einer Person, die während dieser Zeitspanne kein Ashwagandha supplementiert. Angemerkt werden muss hierbei jedoch dennoch, dass bei einer Supplementierung mit Ashwagandha noch immer Forschungsbedarf besteht. Auch wenn uns bisher keine größeren Nebenwirkungen in Verbindung mit dieser Pflanze bekannt sind, erfolgt die Verwendung von Ashwagandha-Supplementen also bis dahin noch immer auf eigenes Risiko und sollte keinesfalls übertrieben werden.

Kreatin – Ein Testosteron Booster?

Kreatin ist wohl das erste Supplement, an das die meisten Menschen denken, wenn es um Bodybuilding und Krafttraining geht. Den wenigsten Sportlern ist jedoch bekannt, dass das Kreatin neben der Kraft steigernden Wirkung, auch Testosteron steigernde Eigenschaften aufweist. Eine tägliche Supplementierung von 5-8 g Kreatin, kann den Testosteronspiegel innerhalb von 4 Wochen um etwa 10% steigern – und den DHT-Spiegel sogar um etwa 30% erhöhen.

Aus Ihrem Lebensmittelladen um die Ecke

Diese Nahrungsmittel sind jedem bekannt. Genau genommen handelt es sich hierbei nicht wirklich um Testosteron-Booster, sondern viel mehr um Nahrungsmittel, welche die Basis für einen gesunden Testosteronspiegel bilden.

- Avocados: Ausgezeichnetes Fettprofil für die Testosteronproduktion und Bor-Haltigkeit

- Oliven und Olivenöl: Diese sind reich an einfach ungesättigten Fettsäuren, die unser Körper für die Testosteronproduktion benötigt

- Eier: Cholesterin-reich (Cholesterin ist der Baustein unserer Hormone)

- Fleisch, Käse (und andere Milchprodukte): Diese sind reich an Eiweiß und gesättigten Fettsäuren. Darüber hinaus weisen einige Käsesorten und Fleischprodukte einen sehr hohen Zinkgehalt auf.

- Hafer: Langkettige Kohlenhydrate und hoher Zink- und Magnesiumgehalt

- Kürbiskerne: Hoher Zinkgehalt (ca. 7 mg / 100 g)

- Pfirsiche: ca. 7-8 mg Bor je Stück

- Tomaten: Natürliche Aromatasehemmer, die die Umwandlung von Testosteron zu Östrogenen leicht unterdrücken

- Champignons: Champignons können Aromataseprozesse stark unterdrücken und verhindern damit ebenso die Umwandlung von Testosteron in Östrogene.

Wichtig! Bevor es los geht...

1. Jeder Körper ist verschieden und jede Person hat einen unterschiedlichen Zeitplan aber auch unterschiedliche geschmackliche Tendenzen. Im Klartext heißt das, dass Sie selber lernen müssen, Ihre Mahlzeiten so zu kombinieren, dass sie den oben genannten Guidelines entsprechen – hierzu müssen Sie natürlich auch Ihren täglichen Kalorienbedarf kennen. Wenn Sie beispielsweise am Morgen und am Mittag 50% Ihres Kalorienbedarfs über Kohlenhydrate bezogen haben, wissen Sie nun, dass Sie zum Abendessen idealerweise eines der kohlenhydratärmeren Mahlzeiten wählen sollten. Das beste Fitness-Kochbuch wird Ihnen bei Ihrem Ziel nicht helfen, wenn Sie die darin vorgestellten Mahlzeiten nicht optimal über den Tag hinweg miteinander kombinieren können. Falls Sie noch nicht wissen, wie viele Kalorien Sie pro Tag konsumieren möchten, ermitteln Sie diesen Wert mit Hilfe eines kostenlosen Kalorienbedarfsrechners, den Sie mühelos im Internet finden werden. Wichtig ist hierbei das ein Kalorienbedarfsrechner verwendet wird, der Ihren Alltagsablauf und Ihre körperliche Aktivität berücksichtigt.

So finden Sie heraus, wie viel Gramm an Proteinen, Fetten und Kohlenhydraten Sie über den Tag benötigen, um eine optimale Testosteronproduktion zu gewährleisten:

$$Fettbedarf\ (g) = Kalorienbedarf\ pro\ Tag\ (kcal) * 0,3\ bis\ 0,35\ /\ 9,3$$

$$Kohlenhydratbedarf\ (g) = Kalorienbedarf\ pro\ Tag\ (kcal) * 0,4\ bis\ 0,45\ /\ 4,1$$

$$Proteinbedarf\ (g) = Kalorienbedarf\ pro\ Tag\ (kcal) * 0,2\ bis\ 0,25\ /\ 4,1$$

Führen Sie diese Rechnung bitte JETZT für sich durch!

2. Essen Sie zu jedem Frühstück eine Pfirsich. Somit haben Sie Ihren Borbedarf bereits abgedeckt, der bei den meisten Kraftsportlern zu kurz kommt und dadurch einen Abfall des Testosteronspiegels verursacht. Eine Pfirsich liefert Ihnen etwa 7-8 g Bor bei ca. 10 g Kohlenhydraten.

3. Grundsätzlich gibt es zwei Arten von Olivenöl. Verwenden Sie kaltgepresstes Olivenöl (reich an Vitaminen und Aromen, jedoch teurer) für Salate und Speisen, bei denen das Öl nicht zum braten dient. Das raffinierte Olivenöl verwenden Sie immer dann, wenn Sie es zum Braten benutzen.

Rezepte: Testosteron-Booster

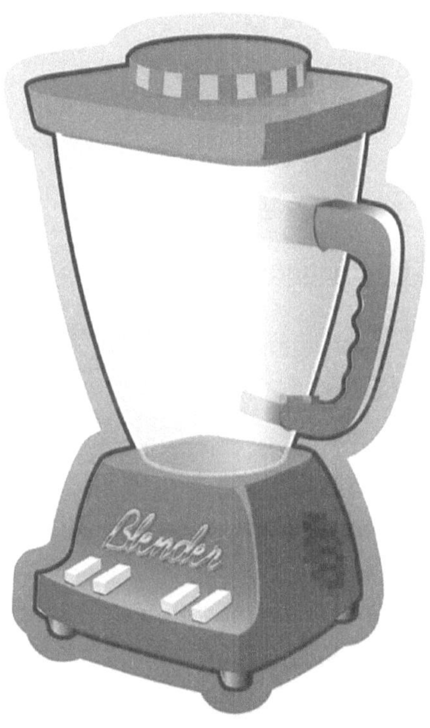

Avocado-Kokos Smoothie mit Ashwagandha

Nährwerte

Kalorien pro Portion: 180 kcal
Kohlenhydrate: 29 g
Eiweiss: 1 g
Fett: 6 g

Zutaten für 4 Portionen

- 4 TL Ashwagandha Pulver
- 1 Avocado
- 6 Orangen
- 300 g Ananas
- 2 EL Limettensaft
- 2 Eiswürfel
- Wasser
- 4 EL Agavendicksaft

Zubereitung

1. Entkernen Sie die Avocado, nachdem Sie diese halbiert haben.
2. Pressen Sie ca. 425 ml Saft aus den Orangen.
3. Schälen Sie die Ananas bis Sie ca 200 g Fruchtfleisch erhalten und schneiden Sie diese in kleinere Stücke.

4. Geben Sie nun alles in einen Mixer, zusammen mit dem Limetten- und Agavendicksaft und lassen Sie den gesamten Inhalt fein pürieren.

5. Gießen Sie Ihren fertigen Smoothie in 2 große Gläser und fügen Sie die Eiswürfel und etwas Wasser hinzu.

Good Morning – Booster

(Beginnen Sie den Morgen mit diesem Power-Shake. Dieser versorgt Sie neben den 5 g Kreatin, zusätzlichen mit langkettigen Kohlenhydraten, Magnesium und Zink und beinhaltet obendrein noch Ashwagandha. Somit wirkt dieser Shake wie eine Wunderwaffe bei der Testosteron- und DHT-Produktion.)

<u>Nährwerte</u>

Kalorien pro Portion: ca. 606 kcal
Kohlenhydrate: ca. 83 g
Proteine: ca. 21 g
Fett: ca. 19,3 g

+ 180mg Magnesium
+ 5,5 mg Zink
+ 5g Kreatin

<u>Zutaten</u>

- 100 g Instant-Oats (glutenfrei)
- 30 g Blaubeeren
- 300 ml Vollmilch
- 100 ml Wasser
- 1 TL (leicht gehäuft) Kreatin Monohydrat (ca 5 g)

- 2 TL Ashwagandha Pulver
- 1 TL Vanille-Extrakt (optional; nicht in den Nährwerten mit aufgeführt)

<u>Zubereitung</u>

Geben Sie einfach alle Zutaten in den Mixer und lassen Sie alles kräftig durchmischen, bis sie einen cremigen Milchshake erhalten.

Ashwagandha-Smoothie

(für Zwischendurch)

Nährwerte

Kalorien pro Portion: ca. 193 kcal
Kohlenhydrate: ca. 43 g
Eiweiß: ca. 2 g
Fett: ca. 1 g

Zutaten für 1 Portion

- 250 ml Kokosnuss-Wasser
- 1 TL (gestrichen) Kreatin Monohydrat
- 3 Erdbeeren
- 1 Banane
- 1 TL Ashwagandha Pulver
- 1 TL Vanille-Extrakt (optional, nicht in den Nährwertangaben mit aufgeführt)

Zubereitung

Geben Sie alle Zutaten in den Mixer. Starten Sie den Mixer langsam und beschleunigen Sie ihn vorsichtig, bis alles gut durchmischt ist.

Ashwagandha Shot

(für Zwischendurch)

<u>Nährwerte</u>

Kalorien pro Portion: 167 kcal

Kohlenhydrate: 28 g

Proteine: 4 g

Fett: 3,9 g

<u>Zutaten für 1 Portion</u>

- 120 ml Milch
- 1 TL Ashwagandha Pulver
- 1 TL Honig
- 120 ml Wasser

<u>Zubereitung</u>

Geben Sie die Zutaten in einen Top und lassen Sie den gesamten Inhalt so lange kochen, bis etwa 100 ml übrig bleiben.

Koffeinhaltiger Energy-Drink mit Ashwagandha und Taurin

<u>Nährwerte pro Portion</u>

Kalorien pro Portion: 131 kcal
Kohlenhydrate: 31,5 g
Eiweiss: 0 g
Fett: 0 g

<u>Zutaten für 2 Portionen</u>

- 50 g Traubenzucker
- 100 g Kaffee (Pulver)
- 0,5 TL Koriander
- 1 TL Taurin (gestrichen; aus der Apotheke)
- 750 ml Wasser
- 2 TL Ashwagandha Pulver

<u>Zubereitung</u>

1. Gießen Sie den Zucker, den Kaffee, den Koriander, das Ashwagandha in einen Topf.

2. Schütten Sie 750 ml kochendes Wasser hinein, verrühren Sie den Inhalt gut und lassen Sie anschließend alles wieder abkühlen.

3. Geben Sie einen gestrichenen Teelöffel Taurin hinzu und vermischen Sie es ein weiteres mal.

4. Gießen Sie den Inhalt in 2 große Gläser und stellen Sie diese in den Kühlschrank, bis diese Ihre gewünschte Temperatur erreicht haben.

Rezepte: Frühstück

34

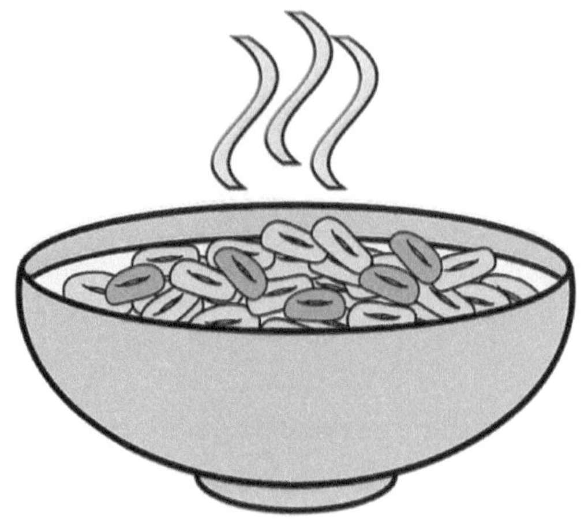

Avocadorührei

Nährwert:

Pro Portion:	961 kcal
Kohlenhydrate:	53 g
Eiweiß:	43 g
Fett:	62 g

Zubereitungszeit: 30 Min.

Zutaten für 1 Portion

- ½ Bund Schnittlauch
- 2 kleine Tomaten
- 1 Avocado
- 2 Scheiben Roggenbrot
- 1 El Olivenöl
- 5 g (½ El) Butter
- Salz
- 4 Eier
- 2 El geriebener Hartkäse
- Pfeffer
- 5 Champignons

<u>Zubereitung</u>

- Der Schnittlauch und die Champignons werden klein geschnitten und die Tomaten vom Stielansatz befreit, danach werden sie in kleine Würfel geschnitten. Die Schale von der Avocado entfernen, den Stein herausnehmen und dann wird sie in Scheiben geschnitten.

- Die 2 Scheiben Brot am Besten in einer beschichteten, heißen Pfanne auf jeder Seite ½ Min. anrösten. Anschließend das Brot herausnehmen.

- Bei mittlerer Temperatur erhitzen Sie dann Öl und Butter in der Pfanne. Salzen Sie die in einer Schüssel verquirlten Eier, geben Sie diese zusammen mit den Champignons in die Pfanne und rühren Sie 2-3 Min. bis sie stocken. Lassen Sie die Champignons weitere 4 Minuten in der Pfanne braten, bis sie leicht braun sind.

- Richten Sie nun das Brot zusammen mit dem Rührei und den Avocadoscheiben an. Bestreuen Sie das Ganze zum Servieren mit Pfeffer und den Schnittlauchröllchen.

Müsli

Nährwert

Pro Portion: 760 kcal
Kohlenhydrate: 108 g
Eiweiß: 24 g
Fett: 22 g

Zubereitungszeit

15 Min.

Zutaten für 1 Portion

- 2 El Sonnenblumenkerne

- ½ reife Mango, (200 g)

- 1 Banane

- 2 El Limettensaft

- 2 El Honig

- 300 g Vollmilchjoghurt, (3,8 % Fett)

- 4 El Haferflocken

<u>Zubereitung</u>

- Rösten Sie die Sonnenblumenkerne in einer Pfanne ohne Fett bis sie goldgelb sind. Anschließend heraus nehmen und auf einem Teller abkühlen lassen.

- Schälen Sie die Mango und schneiden diese in 1cm große Würfel. Die Banane wird längs halbiert und in Scheiben geschnitten. Geben Sie die Hälfte der Früchte in eine Schale und beträufeln diese mit 1 El Limettensaft. Den Rest der Früchte geben Sie mit 1 El Limettensaft in ein hohes Gefäß und pürieren sie fein mit einem Stabmixer.

- Verrühren Sie das Fruchtpüree mit 1 El Honig und Joghurt und mischen Sie die Haferflocken darunter. Richten Sie dann das Müsli mit den übrigen Früchten und den Sonnenblumenkernen an und beträufeln das Ganze mit dem Rest vom Honig.

- Mit Sonnenblumenkernen und Haferflocken liefern Ihnen reichlich Zink. Bananen liefern Magnesium und die Mango versorgt Sie mit Vitamin C als Schutz gegen Erkältungen.

Kartoffelpüree Avocado-Limette

Nährwert

Pro Portion: 636 kcal
Kohlenhydrate: 40 g
Eiweiß: 8 g
Fett: 48 g

Zubereitungszeit

50 Min.

Zutaten für 2 Portionen

- 1,5 kg Kartoffeln
- Salz
- 300 ml Vollmilch
- 200 ml Schlagsahne
- Muskat
- 100 g Butter• 1 Limette (ökologischer Anbau)
- 3 El Limettensaft • 5 Stiele Koriandergrün
- 1 Avocado (250 g)
- Chiliflocken

<u>Zubereitung</u>

- Waschen, schälen und halbieren (größere Viertel schneiden) Sie die Kartoffeln und lassen Sie diese in kaltem Wasser zugedeckt aufkochen. Bei halb geöffnetem Deckel kochen Sie die Kartoffeln 25 Min. weich (prüfen Sie mit einem spitzen Messer, ob sie weich sind, zerfallen dürfen Sie nicht). Gießen Sie dann das Wasser aus und lassen Sie die Kartoffeln auf dem noch heißen Herd gut ausdämpfen (kleinste Stufe beim Gasherd).

- Erhitzen Sie die Milch mit der Sahne und würzen Sie mit Salz. Die Butter wird in Stückchen geschnitten. Pressen Sie die Kartoffeln portionsweise durch eine Kartoffelpresse und wiederholen Sie diesen Vorgang, damit das Püree noch feiner wird. Dabei drücken Sie den Kartoffelschnee direkt in einen Topf und stellen Sie diesen auf den Herd. Gießen Sie die Milchmischung bei kleiner Hitze nach und nach zu und rühren Sie das Püree glatt. Geben Sie dann die Butter dazu und würzen mit Muskat.

- Reiben Sie die Schale von einer ½ Limette fein ab, halbieren Sie die Frucht und pressen Sie 2-3 El Limettensaft aus. Zupfen Sie von 5 Stielen des Koriandergrüns ab und hacken diese grob. Die Avocado wird halbiert, der Kern entfernt und Fruchtfleisch mit einem Löffel aus der Schale gelöst. Zerdrücken Sie alles grob mit einer Gabel und mischen Sie dann alles mit einem Drittel des frischen Kartoffelpürees. Beim Servieren streuen Sie Chiliflocken darüber.

Schwarzbrot mit Rührei

<u>Nährwert</u>

Pro Portion:	670 kcal
Kohlenhydrate:	34 g
Eiweiß:	23 g
Fett:	47 g

<u>Zubereitungszeit:</u>

15 Min.

<u>Zutaten für 2 Portionen</u>

- 20 g (2 El) Butter
- 4 El Olivenöl
- 4 Scheiben Schwarzbrot, (á ca. 40 g)
- 250g Champignons
- 2 Frühlingszwiebel
- grobes Meersalz
- Pfeffer
- 4 Eier
- 2 El Schlagsahne
- ½ Tl getrockneter Oregano

Zubereitung

- Erhitzen Sie eine Pfanne und geben Sie Butter und 2 El Olivenöl hinein. Rösten Sie das Schwarzbrot auf beiden Seiten an.

- Schneiden Sie die Champignons in dünne Scheiben, putzen Sie die Frühlingszwiebel und schneiden Sie sowohl das Weiße als auch das Hellgrüne in dünne Ringe. Legen Sie die Brote auf 2 Teller, braten Sie die Champignons in Bratfett braun an und würzen Sie mit Meersalz und Pfeffer. Die Eier und die Schlagsahne werden direkt in die Pfanne gegeben und mit Oregano bestreut. Rühren Sie mit einem Kochlöffel bei kleiner Hitze bis die Masse stockt.

- Geben Sie nun das Rührei auf die Brotscheiben, bestreuen Sie diese mit den Frühlingszwiebeln und beträufeln Sie alles mit Olivenöl.

Kater-Eier

<u>Nährwert</u>

Pro Portion: 448 kcal
Kohlenhydrate: 13 g
Eiweiß: 30 g
Fett: 29 g

<u>Zubereitungszeit</u>

30 Min.

<u>Zutaten für 2 Portionen</u>

- 2 Scheiben Bacon

- 1 Lachsfilet, (je 120 g)

- Räuchersalz, Pfeffer

- 1 Scheibe Mischbrot, (je 40 g)

- 15 g (1½ EL) Butter

- 2 Stiele Dill

- 4 Eier

- 60g Sauerkraut

- 4 Stangen Staudensellerie (je 10 cm Länge)

- Radieschensprossen

<u>Zubereitung</u>

- Lassen Sie den Bacon ohne Öl aus bis er schön knusprig ist, tropfen Sie ihn auf Küchenpapier ab und brechen Sie ihn in Stücke. Halbieren Sie das Lachsfilet der Länge nach, pfeffern Sie es und wickeln Sie es möglichst luftdicht und stramm in einen Gefrierbeutel, den Sie anschließend gut verknoten.

- Schneiden Sie das Brot der Länge nach in vier Streifen, sodass Sie Sticks erhalten. Braten Sie das Brot nun in Butter hellbraun und knusprig an und lassen es auf Küchenpapier abtropfen. Zupfen Sie Dillspitzen ab.

- Piksen Sie die Eier an und kochen diese 5-6 Min. in kochendem Wasser weich bis wachsweich. Aus dem Topf nehmen und kurz abschrecken. Nehmen Sie den Topf vom Herd und legen Sie den Lachs im Gefrierbeutel in das Wasser. Beschweren Sie ihn leicht (z.B. Kelle) und lassen Sie ihn 3-4 Min. ziehen. Die Eier pellen Sie vorsichtig.

- Richten Sie Sauerkraut, Bacon, Lachs, Eier und Staudensellerie in Gläsern an und bestreuen Sie alles mit Räuchersalz und Dill. Servieren Sie dann mit Sprossen und den Brotsticks.

Avocado-Limetten-Stulle

<u>Nährwert</u>

Pro Portion: 648 kcal
Kohlenhydrate: 86 g
Eiweiß: 36 g
Fett: 14 g

<u>Zubereitungszeit</u>

15 Min.

<u>Zutaten für 1 Portion</u>

- 50 g Rauke

- ½ Avocado

- Limettensaft

- 4 Scheiben Vollkornbrot, (etwa je 50 g)

- 150 g körniger Frischkäse

- Salz

- Pfeffer

Zubereitung

- Die Rauke wird verlesen, gewaschen und trockengeschleudert.

  Die Avocado schälen und in dünne Scheiben schneiden. Beträufeln Sie diese mit etwas Limettensaft.

- Mit dem Frischkäse bestreichen Sie die 2 Scheiben Vollkornbrot.

  Belegen Sie das Brot mit Rauke und Avocado und würzen Sie mit Salz und Pfeffer, danach legen Sie je eine weitere Brotscheibe darauf.

Rezepte: Hauptgerichte

48

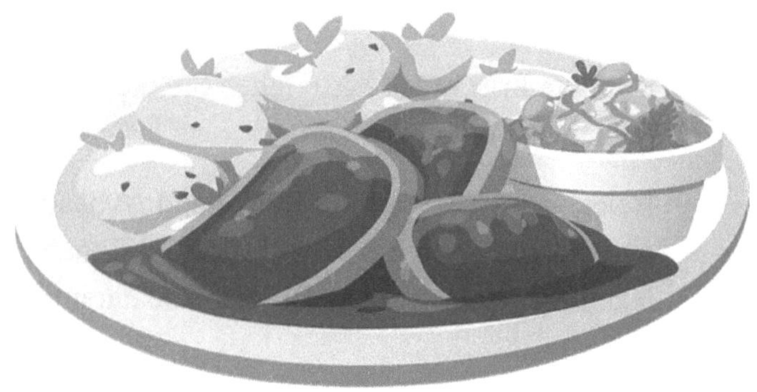

Steak mit Kartoffeln

Nährwert

Pro Portion: 777 kcal
Kohlenhydrate: 33 g
Eiweiß: 50 g
Fett: 47 g

Zutaten für 2 Portionen

- 2 Rumpsteaks, (je 200 g)

- 6 Zwiebeln

- 400 g festkochende Kartoffeln

- 6 El Olivenöl

- ½ Tl mittelscharfes Currypulver

- 250 g Champignons

- Salz

- Pfeffer

<u>Zubereitung</u>

- Nehmen Sie die Rumpsteaks aus dem Kühlschrank und schneiden Sie die Fettränder mit einem scharfen Messer leicht ein. Dann soll das Steak 30 Min. lang Raumtemperatur annehmen.

- Heizen Sie das Rohr auf 180°C vor, verwenden dabei keine Umluft-Funktion. Schälen Sie die Zwiebeln und schneiden Sie diese in 1,5cm breite Spalten. Die Kartoffeln werden geschält und in ca. 3cm große Stücke geschnitten. Mischen Sie 4 El Öl mit Currypulver in einer großen Schüssel. Dann geben Sie Zwiebeln und Kartoffel zu, salzen Sie ordentlich und mischen Sie alles mit dem Curryöl.

- Verteilen Sie die Zwiebel-Kartoffel-Mischung auf einem mit Backpapier belegtem Blech und backen Sie diese im heißen Rohr auf mittlerer Schiene 45 Min.

- Geben Sie 2 El Öl in eine heiße Pfanne, nehmen Sie die Steaks nach 30 Min. aus dem Rohr und braten Sie diese von beiden Seiten ca. 30. Sek. scharf an. Dabei wird gesalzen und gepfeffert.

- Geben Sie anschließend noch die kleingeschnittenen Champignons in die Pfanne und braten Sie diese bis sie sich braun gefärbt haben.

Cheese-Burger

Nährwert

Pro Portion: 1010 kcal
Kohlenhydrate: 54 g
Eiweiß: 54 g
Fett: 62 g

Zutaten für 2 Portionen

- 400 g Rinderhack

- Salz

- Pfeffer

- Tabasco

- 1 Zwiebel

- 4 Hamburger-Brötchen (noch besser Vollkorn)

- 3 El Olivenöl

- 4 Scheiben Käse

- Gewürzgurkenscheiben

- Senf

- Ketchup

<u>Zubereitung</u>

- Würzen Sie das Rinderhack mit Salz, Pfeffer und etwas Tabasco. Feuchten Sie Ihre Hände an und formen Sie aus der Hackmasse vier 1cm dicke Taler. Legen Sie diese auf ein Backpapier und stellen Sie Sie 30 Min. kalt.

- Schneiden Sie die Zwiebel in kleine Würfel. Die Brötchen werden waagerecht halbiert und die Schnittflächen in einer Pfanne ohne Fett goldbraun geröstet. Braten Sie die Hacktaler in einer Pfanne mit heißem Öl auf jeder Seite 2-3 Min. an.

- Auf die unteren Brötchenhälften werden dann die Hacktaler gelegt, mit je einer Scheibe Käse bedeckt und mit Zwiebeln bestreut. Dann legen Sie Gewürzgurkenscheiben darauf. Bestreichen Sie die oberen Hälften der Brötchen gut mit Senf und Ketchup und setzen Sie die Brötchen zusammen.

Mozzarella-Lasagne in der Pfanne

Nährwert

Pro Portion: 850 kcal

Kohlenhydrate: 28 g

Eiweiß: 53 g

Fett: 55 g

Zutaten für 3 Portionen

- 3 El Olivenöl
- 500 g Hack
- 2 Zwiebeln
- 2 Dosen Tomaten
- Salz
- Pfeffer
- Zucker (ein Prise)
- 100 ml Gemüsebrühe
- 6 Lasagneplatten
- 125 g Mozzarella
- 80 g Gouda, (gerieben)
- 40 g Parmesan

Zubereitung

- Erhitzen Sie Öl in einer ofenfesten Pfanne und heizen Sie den Ofen auf 190°C vor (170°C bei Umluft). Braten Sie das Hack in einer sehr heißen Pfanne vor und lassen es 6-7 Min. unter Rühren braten, bis die entstehende Flüssigkeit vollständig eingekocht ist.

- Geben Sie die Zwiebeln dazu und braten Sie diese 2-3 Min. lange mit. Dann geben Sie auch die Tomaten dazu und würzen sie mit Salz, Pfeffer und einer Prise Zucker. Gießen Sie nun die Brühe dazu und lassen Sie das Ragout 15-20 Min. dickflüssig einkochen.

- Stecken Sie zwei Lasagne-Platten möglichst tief in das Ragout, sodass es einen Boden bildet. Zwei Lasagne-Platten schichten Sie entgegengesetzt in das Ragout und weitere zwei Platten legen oben drauf. Danach bedecken Sie alles vollständig mit der Sauce.

- Verteilen Sie den grob zerzupften Mozzarella auf dem Ragout und bedecken Sie alles mit geriebenem Käse. 25-30 Min. im heißen Ofen auf mittlerer Schiene backen bis alles schön goldbraun ist. Nehmen Sie die Pfanne aus dem Ofen und lassen Sie die Lasagne 5-10 Min. ruhen.

Texas-Pfanne

<u>Nährwert</u>

Pro Portion::   590 kcal

Kohlenhydrate: 37g

Eiweiß: 49g Eiweiß

Fett: 26g Fett

<u>Zutaten für 3 Personen</u>

- 1 bis 1 ½ kg frische Kartoffeln
- 300 g Beefsteak
- 2-3 EL Olivenöl
- Salz , Pfeffer, Chilipulver
- 1 kleine Gemüsezwiebel
- 1 Paprikaschote (z. B. rot)
- 100 g Gouda-Käse
- 2 Lauchzwiebeln
- 200 g Crème fraîche

<u>Zubereitung</u>

- Säubern Sie Kartoffeln gründlich mit einer Bürste, trocknen Sie diese und schneiden sie in Vierteln. Waschen Sie das Fleisch, tupfen es ab und schneiden Sie es in Würfel.

- Erhitzen Sie Öl in einer großen, ofenfesten Pfanne oder in einem Bräter. Dann braten Sie das Fleisch portionsweise kräftig an und würzen es mit Salz und Pfeffer. Anschließend nehmen Sie das Fleisch heraus und braten die Kartoffeln im Bratfett bei mittlerer Hitze 15-20 Min. goldbraun.

- Die Zwiebel werden geschält und gehackt, die Paprika geputzt, gewaschen und in Stücke geschnitten. Beides geben Sie ca. 5 Min. vor Ende der Bratzeit zu den Kartoffeln und würzen mit Salz, Pfeffer und Chilipulver. Dann geben Sie das Fleisch zu und erhitzen es.

- Würzen Sie den Schmand und verteilen Sie diesen über die Kartoffeln. Der Käse wird gerieben und darüber gestreut. Überbacken Sie das Ganze ca. 10 Min. im vorgeheiztem Backofen (E-Herd: 225°C / Umluft 200°C / Gas: Stufe 4). Sie können auch den Käse bei zugedeckter Pfanne darauf schmelzen lassen.

- Putzen und waschen Sie den Lauchzwiebel gut und schneiden sie ihn fein, bevor Sie ihn über die Kartoffeln streuen.

Spätzle Formaggio

Nährwert

Pro Portion: 816 kcal

Kohlenhydrate: 62 g

Eiweiß: 40 g

Fett: 45 g

Zubereitungszeit

35 Min.

Zutaten für 2 Portionen

- 50 g getrocknete Tomaten (in Öl und abge-
  tropft)

- 125 g Mozzarella

- 100 g Bergkäse

- 200 g Lauch

- ½ Bund Petersilie

- 2 El Olivenöl

- Salz

- Pfeffer

- 1 Packung Spätzle (400 g aus dem Kühlregal)

Zubereitung

- Schneiden Sie die Tomaten quer in Streifen. Den Mozzarella tupfen Sie ab und schneiden ihn zusammen mit dem Bergkäse in kleine Würfel. Auch den Lauch waschen und putzen und in ½ cm dicke Ringe schneiden. Die Petersilienblätter zupfen Sie ab und hacken sie dann fein.

- Erhitzen Sie Öl in einer Pfanne in der Sie dann den Lauch unter Rühren bei mittlerer Hitze 5 Min. braten. Salzen und pfeffern Sie Tomaten und Petersilie und rühren Sie anschließend unter.

- Garen Sie die Spätzle laut Packungsanweisung in reichlich kochendem Salzwasser. Danach abgießen und abtropfen lassen. Schichten Sie die Spätzle abwechselnd mit Käse und dem Tomaten-Lauch in eine gefettete, ofenfeste Form.

- Stellen Sie die Form bei 200°C auf die unterste Schiene in das Backrohr und lassen Sie das Ganze 12-15 Min. überbacken. Verwenden Sie dabei keine Umluft!

- Je nach Geschmack können Sie dazu Chicoréesalat mit Meerrettich servieren.

Nudelauflauf

Nährwert

Pro Portion:	899 kcal
Kohlenhydrate:	60 g
Eiweiß:	39 g
Fett:	53 g

Zubereitungszeit

45 Min.

Zutaten für 2 Portionen

- 1 Zwiebel

- 200 ml Schlagsahne

- 300 ml Gemüsebrühe

- 500g TK-Blattspinat

- 1 Kugel Mozzarella, (125g)

- 50 g mittelalter Gouda

- 200 g Champignons

- Salz

- Pfeffer

- Muskatnuss

- 15g Vollkornnudeln

<u>Zubereitung</u>

- Schneiden Sie die Champignons und Zwiebel in kleine Stücke und kochen Sie diese mit Sahne und Brühe auf. Geben Sie den Spinat zu und lassen es laut Packungsanweisung auftauen. Das Backrohr heizen Sie auf 180°C vor. Verwenden Sie keine Umluft.

- Würfeln Sie den Mozzarella, raspeln den Gouda und würzen den Spinat kräftig mit Salz, Pfeffer und einer Prise frisch geriebener Muskatnuss. Dann mischen Sie die gekochten Nudeln darunter. Die ganze Mischung geben Sie in eine ofenfeste Form und bestreuen mit Mozzarella und Gouda.

- Lassen Sie nun das Ganze im heißen Rohr in Ofenmitte 30 Min. überbacken.

Pizza Salami

Nährwert

Pro Portion: 1005 kcal

Kohlenhydrate: 84 g

Eiweiß: 30 g

Fett: 59 g

Zubereitungszeit

40 Min.

Zutaten für 2 Portionen

- 1 Zwiebel, 1 Knoblauchzehe

- 1 Dose Pizzatomaten, (400g)

- 2 El Olivenöl

- 1 Tl Zucker

- 1 Tl getrockneter Oregano

- Salz, Pfeffer

- 1 Beutel Pizza-Teig, 230 g zum Anrühren

- Mehl

- 70 g Ringsalami

- 50 g schwarze Oliven

- 100 g Mozzarella

- 200 g Champignons

Zubereitung

- Hobeln Sie die Hälfte der Zwiebel in dünne Ringe und würfeln die andere Hälfte fein. Ebenso wird eine Knoblauchzehe fein gehackt. Erhitzen Sie das Olivenöl und lassen die Zwiebelwürfel darin glasig dünsten. Rühren Sie den Knoblauch unter, bestreuen mit dem Zucker und lassen Sie alles 1 Min. mitdünsten. Geben Sie Pizzatomaten und Oregano zu, lassen es aufkochen. Danach lassen Sie es bei kleiner Hitze 5 Min. köcheln und geben Salz und Pfeffer zu.

- Mit 125ml lauwarmem Wasser verkneten Sie einen Beutel Pizzateig. Streuen Sie Mehl auf eine Fläche und rollen Sie zwei Pizzen von je 22cm Durchmesser aus. Legen Sie die Pizzen auf ein Blech, das Sie vorher mit Backpapier ausgelegt haben.

- Schälen Sie die Ringsalami im Stück und schneiden Sie diese anschließend in Scheiben.

Verstreichen Sie die Tomatensauce auf den Pizzafladen und belegen Sie diese mit Salami, Oliven, Champignons und Zwiebelringen. Den Mozzarella schneiden Sie in Würfel und geben ihn darüber.

- Auf der unteren Schiene und bei 250°C ohne Umluft lassen Sie nun die Pizzen backen.

Spaghetti Drei-Käse

Nährwert

Pro Portion: 783 kcal

Kohlenhydrate: 70 g

Eiweiß: 32 g

Fett: 41 g

Zubereitungszeit

20 Min.

Zutaten für 2 Portionen

- 200 g Vollkornspaghetti
- Salz
- ½ Bund Petersilie
- 75 g Mascarpone
- 100 g Gorgonzola
- Pfeffer
- 30 g geriebener Parmesan
- 200 g Champignons

<u>Zubereitung</u>

- Lassen Sie die Spaghetti laut Packungsanweisung in Salzwasser kochen.

- Währenddessen hacken Sie die Petersilie grob und lassen Mascarpone in einer beschichteten Pfanne bei mittlerer Hitze schmelzen. Zerbröseln Sie den Gorgonzola und geben Sie diesen zum Mascarpone.

- Schneiden Sie die Champignons klein und braten Sie diese in Öl, bis sie sich braun verfärben.

- Gießen Sie die Spaghetti ab, wobei Sie etwas Kochwasser auffangen. Salzen und pfeffern Sie die Spaghetti in einer Pfanne und mischen Sie eventuell 2-3 El Kochwasser unter. Streuen Sie Parmesan und Petersilie darüber und servieren Sie sofort.

Avocado-Rumpsteak

Nährwert

Pro Portion: 1100 kcal
Kohlenhydrate: 52 g
Eiweiß: 98 g
Fett: 54 g

Zubereitungszeit:

35 Min.

Zutaten für 2 Portionen

- 4 Rumpsteaks, (je 200 g)

- 1 Tl Koriandersaat

- 1 Tl Paprikapulver, rosenscharf

- 2 El Öl, Salz

- Avocado-Salsa:

- 1 Bio-Limette

- 1 rote Zwiebel, groß, (70 g), 1 Knoblauchzehe

- 1 rote Chilischote

- 2 Avocados

- Alufolie

<u>Zubereitung</u>

- Schneiden Sie den Fettrand der Steaks mehrfach ein, zerstoßen Sie den Koriander im Mörser und mischen Sie Paprikapulver und 1 El Öl darunter. Damit bestreichen Sie die Steaks und stellen diese anschließend abgedeckt beiseite bis die Salsa fertig zubereitet ist.

- Avocado-Salsa:
Waschen Sie die Limette heiß, tupfen Sie diese trocken und reiben Sie 2 Tl der Schale fein ab. Den Limettensaft pressen Sie aus. Die Zwiebel wird fein gewürfelt und der Knoblauch fein gehackt. Halbieren Sie die Chilischote der Länge nach, entfernen Sie die Kerne und hacken Sie die Schote anschließend fein. Die Avocados werden halbiert, entkernt und das Fruchtfleisch mit einem großen Löffel aus der Schale genommen. Das Fruchtfleisch schneiden Sie in sehr kleine Würfel, die Sie anschließend mit 2-3 El Limettensaft, Limettenschale, Zwiebel, Knoblauch, Chili und Salz vermengen.

- Erhitzen Sie eine Grillpfanne und grillen Sie je zwei Steaks in ½ El heißem Öl auf beiden Seiten wobei Sie nach jedem Wenden salzen. Wickeln Sie die Steaks fest in Alufolie und lassen Sie sie 5 Min. ruhen. Danach richten Sie mit

der Avocado-Salsa an. Je nach Wunsch können Sie gebackene Kartoffelspalten dazu an-
richten und mit Oregano verfeinern.

Ofen-Rührei

Nährwert

Pro Portion:	680 kcal
Kohlenhydrate:	8 g
Eiweiß:	36 g
Fett:	54 g

Zubereitungszeit

25 Min.

Zutaten für 2 Portionen

- 10 Eier , Kl. M

- 50ml Schlagsahne

- Salz

- 4 El Öl

- 1 Zwiebel, klein

- 3 El Weißweinessig

- Pfeffer

- Zucker (eine kleine Prise)

Zubereitung

- Erhitzen Sie das Backrohr ohne Umluft auf 200°C und verquirlen Sie Eier, Sahne und etwas Salz. Pinseln Sie eine Auflaufform mit 1 El Öl aus und füllen Sie die Mischung ein. Danach stellen Sie die Form auf die mittlere Schiene im Rohr und lassen das ganze 10 Min. stocken. Rühren Sie dann mit einem Kochlöffel durch und lassen es weitere 3 Min. backen. Anschließend nochmals durchrühren und 3 Min. backen lassen.

- Währenddessen können Sie die Zwiebel fein würfeln und den Essig mit 3 El Wasser, Salz, Pfeffer und einer Prise Zucker gut verrühren. Rühren Sie dann 3 El Öl und die Zwiebel darunter – fertig.

Parmesan-Risotto

Nährwert

Pro Portion 1070 kcal
Kohlenhydrate: 80 g
Eiweiß: 24 g
Fett: 50 g

Zubereitungszeit

40 Min.

Zutaten für 1 Person

- 1 Schalotte (30 g)

- 2 El Olivenöl

- 150 g Risotto-Reis

- 100 ml trockener Weißwein

- 500 ml heiße Gemüsebrühe

- 20 g (2 EL) Butter

- 40 g Parmesan, frisch gerieben

- Salz

- Pfeffer

<u>Zubereitung</u>

- Hinweis: Waschen Sie den Risotto-Reis vor der Zubereitung nicht! Die an den Körnern anhaftende Stärke bindet die Brühe und ist für die cremige Konsistenz des Risotto verantwortlich.

- Würfeln Sie die Schalotte fein und dünsten Sie diese im heißen Öl bis sie glasig ist. Rühren Sie den Reis unter. Rühren Sie so lange, bis alle Körner mit Fett überzogen sind.

- Löschen Sie mit Wein ab und lassen Sie das Ganze unter ständigem Rühren bei mittlerer Hitze vollständig einkochen.

- Füllen Sie mit heißer Brühe auf, bis der Reis knapp bedeckt ist. Garen Sie das Ganze bei kleiner Hitze 20-25 Min. Dabei geben Sie immer wieder heiße Brühe zu und rühren immer wieder um.

- Rühren Sie die Butter und den Risotto und mischen Sie nach und nach 20 g Käse dazu. Vor dem Servieren salzen und pfeffern Sie den Risotto und geben den restlichen Käse dazu.

Kartoffel-Lamm-Gröstl

Nährwert

Pro Portion: 1155 kcal

Kohlenhydrate: 64g

Eiweiß: 89g

Fett: 58g

Zubereitungszeit

30 Min.

Zutaten für 1 Portion

- 500g festkochende Kartoffeln

- 1 Zwiebel

- 250g gegartes Lammfleisch

- 100 g Champignons

- 50g Speck

- 6 Stiele Thymian

- 3 El Olivenöl

<u>Zubereitung</u>

- Waschen Sie die Kartoffeln in Salzwasser und garen Sie diese als Pellkartoffeln. Die Zwiebel wird fein gewürfelt. Die Speckscheiben schneiden Sie in breite Streifen und das Lammfleisch in 1,5cm große Würfel. Zupfen Sie die Blätter vom Thymian ab. Die Kartoffeln werden abgeschreckt, gepellt und in 2cm große Stücke gewürfelt.

- Braten Sie den Speck und die kleingeschnittenen Champignons in einer Pfanne in 1 El Öl kross an und nehmen Sie ihn anschließend heraus. Geben Sie nun 2 El Öl zu und braten Sie die Kartoffeln rundherum goldbraun an. Geben Sie Zwiebeln, Thymian und Fleisch dazu und lassen Sie alles 3-4 Min. braten. Mischen Sie den Speck wieder darunter und würzen Sie mit Salz und Pfeffer.

Hähnchen und Lamm in Olivenöl (Grill!)

Nährwert

Pro Portion: 856 kcal
Kohlenhydrate: 4 g
Eiweiß: 114 g
Fett: 40 g

Zubereitungszeit

40 Min.

Zutaten für 2 Portionen

- 2 Lammcarrés (à 400 g)

- 2 Hänchenbrustfilets (à 230 g)

- 6 El Olivenöl

- 4 El Tomatensauce

- 4 El Pepper Leaf

- Salz

- 1 Limette (Saft)

<u>Zubereitung</u>

- Lösen Sie die Haut von der Fleischseite des Lammcarrés und schaben Sie die Stielknochen frei. Die Hähnchenbrustfilets werden von Sehnen und Fett befreit.

- Bestreichen Sie die Lammcarrés mit je 2 El Öl und die Hähnchenbrustfilets mit je 1 El Öl. Danach mit 1 El Tomatensauce und 1 El Pepper Leaf einreiben und leicht mit Salz würzen. Legen Sie das Fleisch auf den heißen Grill. Das Hähnchenfleisch wird 4-5 Min. gegrillt, das Lamm 10-12 Min. wobei immer mal gewendet wird. Die Lammcarrés können Sie falls erforderlich die letzten zwei Minuten an einer kühleren Stelle des Grills garen. Schneiden Sie das Hähnchenfleisch in Stücke und die Carrés zwischen den Stielknochen in Koteletts. Beträufeln Sie das Fleisch mit Limettensaft.

Rezepte: Salate und Beilagen

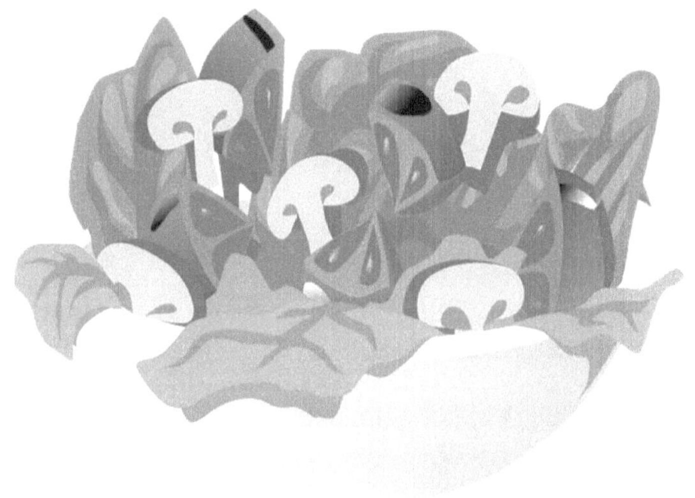

Brotsalat griechischer Art

<u>Nährwert</u>

Pro Portion: 803 kcal
Kohlenhydrate: 67 g
Eiweiß: 20 g
Fett: 47 g

<u>Zubereitungszeit</u>

25 Min.

<u>Zutaten für 2 Portionen</u>

- 200 g Vollkorn-Baguette

- 5 El Olivenöl

- 1 rote Zwiebel

- 1 Knoblauchzehe

- 150 g Kirschtomaten

- 200 g Champignons

- 100 g Feta

- 1 El Rotweinessig

- 2 Tl Honig

- Salz

- Pfeffer

- 100 g schwarze Oliven

- 2 El Kapern

- 3 Stiele Petersilie

<u>Zubereitung</u>

- Heizen Sie das Backrohr auf 200°C vor (mit Umluft auf 180°C). Schneiden Sie das Baguette in dünne Scheiben und bestreichen Sie dieses mit 2 El Öl. Lassen Sie es dann auf mittlerer Schiene 10-12 Min. lang goldbraun rösten. Halbieren Sie den Knoblauch und reiben Sie mit der Schnittfläche jeweils eine Brotseite ein.

- Waschen und halbieren Sie die Kirschtomaten und Champignons. Schälen Sie die Zwiebel, halbieren Sie sie und schneiden Sie sie in feine Streifen. Den Feta zerkrümeln Sie grob mit den Fingern. Verrühren Sie 3 El Öl, Rotweinessig und Honig und würzen Sie sie mit Salz und Pfeffer.

- Mischen Sie Baguette, Kirschtomaten, Champignons, Zwiebeln und Feta zusammen mit schwarzen Oliven und Kapern. Hacken Sie Petersilienblätter grob und vermengen Sie danach alle Zutaten mit dem Dressing. Die Petersilie streuen Sie vor dem Servieren über den Salat.

- Wenn Sie den Salat zu Freunden mitbringen, geben Sie die Brotscheiben beim Transport separat in ein Behältnis, damit sie schön knusprig bleiben.

Guacamole

Nährwert

Pro Portion: 380 kcal

Kohlenhydrate: 6 g

Eiweiß: 6 g

Fett: 36 g

Zubereitungszeit

25 Min.

Zutaten für 3 Portionen

- 1 unbehandelte Limette

- 150 g Doppelrahmfrischkäse

- 1 Knoblauchzehe

- 2 reife Avocados

- Salz, Pfeffer

- 2 schlanke Frühlingszwiebeln

- 2 Tomaten

- 1 Bund Koriandergrün

<u>Zubereitung</u>

- Waschen Sie die Limette heiß und trocknen Sie sie anschließend. Die Schale reiben Sie fein ab und den Limettensaft pressen Sie aus.

- Halbieren und entsteinen Sie die Avocados. Die Avocadohälften pürieren Sie dann mit 3 El Limettensaft, verrühren das Ganze mit Frischkäse, salzen und pfeffern. Eine Avocadohälfte schneiden Sie in Würfel und mischen Sie mit 1 El Limettensaft.

- Putzen Sie die Frühlingszwiebeln und schneiden Sie das Weiße und Hellgrüne schräg in sehr feine Ringe. Halbieren und entkernen Sie die Tomaten, die Sie dann in kleine Würfel schneiden. Mischen Sie die Frühlingszwiebeln, Tomaten und Avocadowürfel unter das Avocadopüree. Hacken Sie Korianderblätter grob und heben Sie diese unter.

Mozzarella-Olivenöl-Crostini

Nährwert

Pro Portion 778 kcal
Kohlenhydrate: 6 g
Eiweiß: 26 g
Fett: 130 g

Zubereitungszeit

50 Min.

Zutaten

Für 2 Portionen

- 4 Scheiben Baguette (sehr schräg geschnitten)
- Saft von 1 Zitrone
- 3 kleine Artischocken (je 80 g)
- 1 Knoblauchzehe
- Salz
- Pfeffer
- 2 El Weißweinessig
- 9 El Olivenöl
- 2 Mozzarella (je 125 g)
- 6 Kirschtomaten
- 2 Stiele Basilikum

Zubereitung

- Geben Sie Zitronensaft mit 1L kaltem Wasser in einen kleinen Topf. Entfernen Sie die äußeren, harten Blätter großzügig von den Artischocken. Kürzen Sie die Artischockenstiele auf 3-4cm und schälen Sie diese dann dünn mit einem Küchenmesser, wobei Sie das obere Drittel der Artischocken abschneiden. Vierteln Sie die Artischocken längs und legen Sie sie sofort in das Zitronenwasser. Kochen Sie diese dann mit etwas Salz bei mittlerer Hitze ca. 10 Min. lang. Heben Sie die Artischocken vorsichtig mit einer Schaumkelle aus dem Topf und lassen Sie sie in einem Sieb abtropfen. Verrühren Sie Weißweinessig und 4 El Olivenöl mit etwas Salz und Pfeffer und wenden Sie darin die Artischockenviertel vorsichtig. Dann lassen Sie diese 10 Min. ziehen.

- Rösten Sie die Baguettescheiben unter dem heißen Backofengrill goldbraun an und reiben Sie diese auf einer Seite mit einer gepellten Knoblauchzehe ein. Danach auf flachen Tellern verteilen und 2-3 El Olivenöl darüber träufeln.

- Lassen Sie den Mozzarella in einem Sieb gut abtropfen und schneiden Sie ihn in jeweils sechs Scheiben. Die Kirschtomaten halbieren

Sie. Legen Sie á 3 Mozzarellascheiben auf die Baguettescheiben und richten Sie jeweils 3 Kirschtomatenhälften und 3 Artischockenviertel auf den Tellern an. Bestreuen Sie den Mozzarella mit etwas Pfeffer und beträufeln Sie ihn mit dem restlichen Olivenöl. Garnieren Sie mit Basilikumblättern.

Mozzarellasalat

Nährwert

Pro Portion: 319 kcal
Kohlenhydrate: 10 g
Eiweiß: 12 g
Fett: 25 g

Zubereitungszeit

30 Min.

Zutaten für 3 Portionen

- 3 El Zitronensaft

- 2 Tl flüssiger Honig

- Salz

- Pfeffer

- 5 El Olivenöl

- 300 g Champignons

- 150 g gemischter grüner Salat

- 500 g Netzmelone

- 1 Kugel Büffelmozzarella, 125g

<u>Zubereitung</u>

- Verrühren Sie Zitronensaft mit Honig, Salz und Pfeffer und rühren Sie Olivenöl unter.

- Der Salat wird geputzt, grob gezupft, gewaschen und vorsichtig trockengeschleudert. Entkernen und schälen Sie die Melone und schneiden Sie diese in 2 cm große Stücke. Zupfen Sie den Mozzarella in grobe.

- Nun wird der Salat mit der Melone und dem Mozzarella vermischt. Das Ganze wird mit Zitronendressing beträufelt und mit Baguette serviert.

Kartoffelsalat mit Avocado

Nährwert

Pro Portion 505 kcal
Kohlenhydrate: 52 g
Eiweiß: 8 g
Fett: 26 g

Zubereitungszeit

40 Min.

Zutaten für 2 Portionen

- 300 g Kartoffeln
- Salz, Pfeffer
- 1 Limette
- 1 Avocado
- 80 g feiner Grieß
- 1 Tl Paprikapulver
- 2 El Olivenöl
- 125 g Salatblätter
- 1 Chilischote
- 1 El Sesamöl
- ½ Bund Koriandergrün

<u>Zubereitung</u>

- Waschen, schälen und würfeln Sie die Kartoffeln in ca. 1cm große Stücke. Garen Sie diese dann in kochendem Salzwasser 10 Min. lang. Gießen Sie dann das Wasser ab und lassen Sie die Kartoffeln ausdampfen. Pressen Sie den Saft von 1 Limette aus, halbieren, entkernen und schälen Sie die Avocado, die Sie anschließend klein würfeln. Beträufeln Sie sie sofort mit 1 El Limettensaft.

- Heizen Sie das Backrohr auf 200°C vor (Umluft 180°C). Der Grieß und das Paprikapulver werden mit einer Prise Salz vermischt. In dieser Mischung wenden Sie nun die Kartoffelwürfel. Legen Sie die Kartoffeln auf ein Backblech, das Sie mit 1 El Olivenöl eingefettet haben und lassen sie auf der mittleren Schiene 20 Min. goldgelb backen.

- Putzen und waschen Sie die Salatblätter. Die Chilischote halbieren und entkernen Sie und schneiden sie anschließend in kleine Streifen. Verrühren Sie diese nun mit dem restlichen Limettensaft, 1 El Olivenöl und dem Sesamöl.

- Vermengen Sie Kartoffelwürfel, Avocado, Salat und das Dressing. Streuen Sie Korianderblättchen darüber.

Vielen Dank,

dass Sie sich für dieses Kochbuch entschieden haben. Ich wünsche Ihnen viel Erfolg beim Erreichen Ihrer Ziele und einen Guten Appetit – lassen Sie es sich schmecken!

Beste Grüße

Ihr Mario Fried

Studien- und Quellenverzeichnis

Travison TG. et al.
"A population-level decline in serum testosterone levels in American men"
J Clin Endocrinol Metab. 2007 Jan
https://www.ncbi.nlm.nih.gov/pubmed/17062768

Aydogan U. et al.
"Increased frequency of anxiety, depression, quality of life and sexual life in young hypogonadotropic hypogonadal males and impacts of testosterone replacement therapy on these conditions"
Endocr J., 2012 Aug 31
https://www.ncbi.nlm.nih.gov/pubmed/22972022

"Exploring the Antidepressant Effects of Testosterone"
Elsevier, 2. April 2012
https://www.elsevier.com/about/press-releases/research-and-journals/exploring-the-antidepressant-effects-of-testosterone

Dorien Enter. et al.
"Single dose testosterone administration alleviates gaze avoidance in women with Social Anxiety Disorder"
Elsevier, 2015
http://www.sciencedirect.com/science/article/pii/S0306453015009117

David Terburg (PhD). et al.
"Testosterone abolishes implicit subordination in social anxiety"
Elsevier, 2016
http://www.sciencedirect.com/science/article/pii/S0306453016304292

Volek JS et al.
"Testosterone and cortisol in relationship to dietary nutrients and resistance exercise.
Journal of applied physiology, 1997"
https://www.ncbi.nlm.nih.gov/pubmed/9029197

Anderson KE et al.
"Diet-hormone interactions: protein/carbohydrate ratio alters reciprocally the plasma levels of testosterone and cortisol and their respective binding globulins in man."
Life Sciences, 1987
https://www.ncbi.nlm.nih.gov/pubmed/3573976

Lane AR et al.
"Influence of dietary carbohydrate intake on the free testosterone: cortisol ratio responses to short-term intensive exercise training."
European Journal of applied physiology, 2010
https://www.ncbi.nlm.nih.gov/pubmed/20091182

Debra A. Nowak. et al.
"The Effect of Flaxseed Supplementation on Hormonal Levels Associated with Polycystic Ovarian Syndrome: A Case Study"
Curr Top Nutraceutical Res. 2007
https://www.ncbi.nlm.nih.gov/pmc/articles/PMC2752973/

Penttinen-Damdimopoulou PE. et al.
"Dietary sources of lignans and isoflavones modulate responses to estradiol in estrogen reporter mice"
Mol Nutr Food Res. *2009* Aug
https://www.ncbi.nlm.nih.gov/pubmed/19603405

Evans BA. et al.
"Inhibition of 5 alpha-reductase in genital skin fibroblasts and prostate tissue by dietary lignans and isoflavonoids"
J Endocrinol. 1995 Nov
https://www.ncbi.nlm.nih.gov/pubmed/7490559

Akdogan M. et al.
"Effects of peppermint teas on plasma testosterone, follicle-stimulating hormone, and luteinizing hormone levels and testicular tissue in rats"
Urology. 2004 Aug
https://www.ncbi.nlm.nih.gov/pubmed/15302514

Akdoğan M. et al.
"Effect of spearmint (Mentha spicata Labiatae) teas on androgen levels in women with hirsutism"
Phytother Res. 2007 May
https://www.ncbi.nlm.nih.gov/pubmed/17310494

Cinar V. et al.
"Effects of magnesium supplementation on testosterone levels of athletes and sedentary subjects at rest and after exhaustion"
Biol Trace Elem Res. 2011 Apr
https://www.ncbi.nlm.nih.gov/pubmed/20352370

Maggio M. et al.
"Magnesium and anabolic hormones in older men"
Int J Androl. 2011 Dec
https://www.ncbi.nlm.nih.gov/pubmed/21675994

L. Excoffon. et al.
"Magnesium effect on testosterone–SHBG association studied by a novel molecular chromatography approach"
Elsevier B.V. 2008
http://www.sciencedirect.com/science/article/pii/S0731708508005955

S Kalgaonkar. et al.
"Differential effects of walnuts vs almonds on improving metabolic and endocrine parameters in PCOS"
European Journal of Clinical Nutrition. 2011
http://www.nature.com/ejcn/journal/v65/n3/full/ejcn2010266a.html

Shin EC. et al.
"Commercial peanut (Arachis hypogaea L.) cultivars in the United States: phytosterol composition"
J Agric Food Chem. 2010 Aug 25
https://www.ncbi.nlm.nih.gov/pubmed/20677801

Naghii MR. et al.
"Comparative effects of daily and weekly boron supplementation on plasma steroid hormones and proinflammatory cytokines"
J Trace Elem Med Biol. 2011 Jan
https://www.ncbi.nlm.nih.gov/pubmed/21129941

Ferrando AA. et al.
"The effect of boron supplementation on lean body mass, plasma testosterone levels, and strength in male bodybuilders"
Int J Sport Nutr. 1993 Jun
https://www.ncbi.nlm.nih.gov/pubmed/8508192

Ahmad MK. et al.
"Withania somnifera improves semen quality by regulating reproductive hormone levels and oxidative stress in seminal plasma of infertile males"
Fertil Steril. 2010 Aug
https://www.ncbi.nlm.nih.gov/pubmed/19501822

Abbas Ali Mahdi. et al.
"Withania somnifera Improves Semen Quality in Stress-Related Male Fertility"
Creative Commons Attribution License. 2011
https://www.hindawi.com/journals/ecam/2011/576962/

Wankhede S. et al.
"Examining the effect of Withania somnifera supplementation on muscle strength and recovery: a randomized controlled trial"
J Int Soc Sports Nutr. 2015 Nov 25
https://www.ncbi.nlm.nih.gov/pubmed/26609282

Chandrasekhar K. et al.
"A prospective, randomized double-blind, placebo-controlled study of safety and efficacy of a high-concentration full-spectrum extract of ashwagandha root in reducing stress and anxiety in adults"
Indian J Psychol Med. 2012 Jul
https://www.ncbi.nlm.nih.gov/pubmed/23439798

Mahdi AA. et al.
"Withania somnifera Improves Semen Quality in Stress-Related Male Fertility"
Evid Based Complement Alternat Med. 2009 Sep 29
https://www.ncbi.nlm.nih.gov/pubmed/19789214

Hoffman J. et al.
"Effect of creatine and beta-alanine supplementation on performance and endocrine responses in strength/power athletes"
Int J Sport Nutr Exerc Metab. 2006 Aug
https://www.ncbi.nlm.nih.gov/pubmed/17136944

Cook CJ. et al.
"Skill execution and sleep deprivation: effects of acute caffeine or creatine supplementation - a randomized placebo-controlled trial"
J Int Soc Sports Nutr. 2011 Feb 16
https://www.ncbi.nlm.nih.gov/pubmed/21324203

van der Merwe J. et al.
"Three weeks of creatine monohydrate supplementation affects dihydrotestosterone to testosterone ratio in college-aged rugby players"
Clin J Sport Med. 2009 Sep
https://www.ncbi.nlm.nih.gov/pubmed/19741313

D. Sheikholeslami Vatani. et al.
"The effects of creatine supplementation on performance and hormonal response in amateur swimmers"
Elsevier Masson SAS. 2011
http://www.sciencedirect.com/science/article/pii/S0765159711001171

H. Arazi, et al.
"Effects of short term creatine supplementation and resistance exercises on resting hormonal and cardiovascular responses"
Elsevier Masson SAS. 2015
http://www.sciencedirect.com/science/article/pii/S0765159715000039

Rogerson S. et al.
"The effect of five weeks of Tribulus terrestris supplementation on muscle strength and body composition during preseason training in elite rugby league players"
J Strength Cond Res. 2007 May
https://www.ncbi.nlm.nih.gov/pubmed/17530942

Brown GA. et al.
"Effects of anabolic precursors on serum testosterone concentrations and adaptations to resistance training in young men"
Int J Sport Nutr Exerc Metab. 2000 Sep
https://www.ncbi.nlm.nih.gov/pubmed/10997957

Neychev VK. et al.
"The aphrodisiac herb Tribulus terrestris does not influence the androgen production in young men"
J Ethnopharmacol. 2005 Oct 3
https://www.ncbi.nlm.nih.gov/pubmed/15994038

Brown GA. et al.
"Endocrine and lipid responses to chronic androstenediol-herbal supplementation in 30 to 58 year old men"
J Am Coll Nutr. 2001 Oct
https://www.ncbi.nlm.nih.gov/pubmed/11601567

Gonzales GF. et al.
"Effect of Lepidium meyenii (Maca), a root with aphrodisiac and fertility-enhancing properties, on serum reproductive hormone levels in adult healthy men"
J Endocrinol. 2003 Jan
https://www.ncbi.nlm.nih.gov/pubmed/12525260

Gonzales GF. et al
"Effect of Lepidium meyenii (MACA) on sexual desire and its absent relationship with serum testosterone levels in adult healthy men"
Andrologia. 2002 Dec
https://www.ncbi.nlm.nih.gov/pubmed/12472620

Zenico T. et al.
"Subjective effects of Lepidium meyenii (Maca) extract on well-being and sexual performances in patients with mild erectile dysfunction: a randomised, double-blind clinical trial"
Andrologia. 2009 Apr
https://www.ncbi.nlm.nih.gov/pubmed/19260845

Geoffrey L Hammond. et al.
"Structure/function analyses of human sex hormone-binding globulin: effects of zinc on steroid-binding specificity"
Elsevier Science Ltd. 2003
http://www.sciencedirect.com/science/article/pii/S096007600300195X

Kilic M. et al.
"The effect of exhaustion exercise on thyroid hormones and testosterone levels of elite athletes receiving oral zinc"
Neuro Endocrinol Lett. 2006 Feb-Apr
https://www.ncbi.nlm.nih.gov/pubmed/16648789

Rupert K. et al.
„(10E,12Z)-9-Hydroxy-10,12-octadecadiensäure, ein Aromatase-Hemmstoff aus dem Wurzelextrakt von Urtica dioica"
WILEY-VCH Verlag GmbH & Co. KGaA, Weinheim, 1991
http://onlinelibrary.wiley.com/wol1/doi/10.1002/jlac.199119910158/abstract

Marcy J. Balunas et al.
"Natural Products as Aromatase Inhibitors"
Anticancer Agents Med Chem, Apr 12.
https://www.ncbi.nlm.nih.gov/pmc/articles/PMC3074486/

Zhang M. et al.
"Dietary intakes of mushrooms and green tea combine to reduce the risk of breast cancer in Chinese women."
International Journal of Cancer, März 2009
https://www.ncbi.nlm.nih.gov/pubmed/19048616

Grube BJ. et al.
"White button mushroom phytochemicals inhibit aromatase activity and breast cancer cell proliferation."
The Journal of Nutrition, Dezember 2001
https://www.ncbi.nlm.nih.gov/pubmed/11739882

Mariemi J. E., et al.
Visceral fat and psychosocial stress in identical twins discordant for obesity"
Journal of Internal Medicine, 2002
https://www.ncbi.nlm.nih.gov/pubmed/11851863

// Other Sources //
http://www.kochbar.de/
http://www.essen-und-trinken.de/
http://fddb.mobi/de/diverse_ashwagandha_pulver_bio_veganpowerat.html

Impressum

Autor:
Mario Fried

Emre Arici
Eichenweg 22
24161 Altenholz
Telefon: +49 15756268416
info@primal-instincts.de